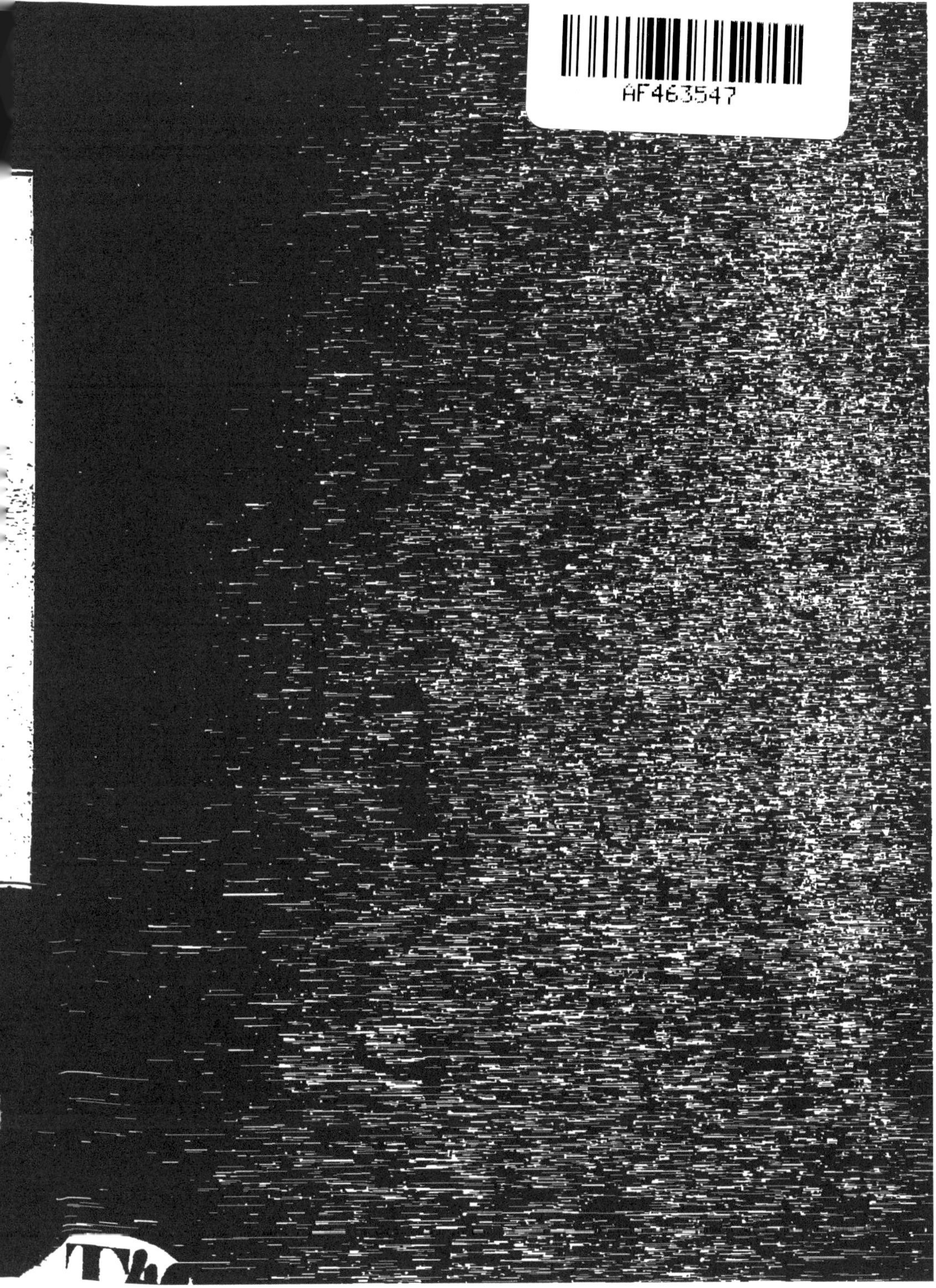
AF463547

DU ROUISSAGE

DES PLANTES TEXTILES

CONSIDÉRÉ

Dans ses rapports avec l'Hygiène et la Salubrité publiques

PAR

Eugène MARCHAND, Pharmacien

Lauréat de l'Institut, Membre du Conseil d'Hygiène publique et de Salubrité de l'arrondissement du Havre, Correspondant de l'Académie impériale de Médecine, des Sociétés centrales d'Agriculture de France et de Belgique, etc.

ROUEN

IMPRIMERIE DE HENRY BOISSEL

RUE DE LA VICOMTÉ, 55

1869

DU ROUISSAGE

Considéré dans ses rapports avec l'Hygiène et la Salubrité publiques,

PAR

Eugène MARCHAND,

Pharmacien à Fécamp, Membre du Conseil d'Hygiène de l'arrondissement du Havre,
Correspondant de l'Académie impériale de Médecine, etc.

Lu dans la séance générale tenue à Yvetot le 13 juillet 1869, par les délégués des Conseils d'Hygiène du département.

MESSIEURS,

En réclamant l'insertion au programme de cette séance de l'étude des questions d'hygiène qui se rattachent au rouissage des plantes textiles, j'ai cédé au désir de provoquer, tandis que nous sommes réunis, la fixation définitive pour nous tous, des connaissances qui doivent dominer notre conduite et nos exigences, lorsque nous sommes appelés à éclairer l'administration sur les demandes en autorisation d'établir et d'ouvrir les ateliers dans lesquels on réalise cette opération.

Toutefois, ce n'est pas sans appréhension que je viens aborder ici ce sujet d'études, car, je n'ai à vous fournir que bien peu de renseignements appuyés sur mes observations personnelles; et depuis longtemps, surtout depuis les travaux de Parent-Duchâtelet, mais particulièrement depuis la publication du remarquable rapport sur l'industrie linière présenté à S. Exc. le Ministre des Travaux publics, par M. Théodore Mârault (1), rapport dans lequel se trouve reproduit, *in extenso*, le mémoire du savant hygiéniste dont je viens de rappeler le nom, et dans lequel se trouvent aussi accumulés les renseignements recueillis par l'auteur dans la Vendée, puis en Belgique et en Hollande, il semble que notre opinion doit être bien fixée et que la jurisprudence des conseils d'hygiène doit être parfaitement arrêtée! Malheureusement, il n'en est pas encore ainsi partout.

En effet, Messieurs, le Comité linier qui s'est constitué dans notre département sous le patronage de la Société centrale d'Agriculture, dans le but de lutter contre le découragement qui envahissait l'esprit de nos cultivateurs à la suite des insuccès dont la culture du lin a été l'objet depuis 1865, ce comité, dis-je, a reconnu et constaté que les établissements ouverts pour opérer le rouissage et le teillage de la plante textile, sont aujourd'hui pour la plupart en décadence.

Le Comité linier s'est ému de ces faits, et dans un document, dont il m'a été donné d'avoir connaissance, il a cru devoir signaler au nombre des causes qui ont le plus contribué à amener cette déplorable situation des établissements en question, les tracasseries et les vexations dont ils ont été l'objet, — les prescriptions trop rigoureuses et impossibles à observer, puis les dépenses inutiles et hors de proportion avec leur valeur et leur importance, qu'une réglementation trop sévère leur a imposées!... Selon ce comité, l'on a exigé des routoirs pavés, bétonnés, cimentés, imperméables du fond et des côtés!... Il signale même un arrêté, en date du 4 décembre 1866, qui autorise le maire d'une commune de l'arrondissement de Dieppe à faire combler des routoirs existant dans cette commune, si le propriétaire ne les rend pas étanches!...

(1) 2 vol. gr. in-8, Paris, 1859, de l'Impr. imp.

Il signale enfin l'arrêté d'autorisation accordée à un industriel de Pavilly, comme renfermant des prescriptions d'une rigueur telle qu'aucun industriel, dit-il, ne peut risquer sa fortune et son travail dans une industrie soumise à de telles exigences ! ! !

Ce sont ces faits qui m'ont incité, Messieurs, à venir soumettre aujourd'hui cette question à votre attention et à vos méditations. Vous voudrez bien, en tenant compte de cette situation, excuser mon insuffisance, si je ne la traite pas d'une façon plus complète et plus parfaite.

La nomenclature des lois qui, dans les siècles précédents, portaient interdiction, sous peine d'amende et même de confiscation des produits, de procéder au rouissage du lin et du chanvre dans les eaux courantes, serait bien longue, et il est inutile de la dresser ici. Rappelons-nous seulement que le décret du 14 janvier 1815, l'ordonnance royale du 5 novembre 1826 et le décret du 31 décembre 1866 ont rangé les routoirs dans la première classe des établissements insalubres. Les législateurs ont admis qu'ils fournissent des émanations nuisibles, et qu'ils infectent les eaux. Ce sont les idées qui étaient unanimement admises autrefois.

Recherchons ce qu'elles ont de fondé.

Dès 1792, le rouissage était absous par l'Académie des Sciences, des accusations dont il était l'objet. Les commissaires de la docte assemblée déclaraient alors, après enquête, qu'il n'y avait pas lieu de s'inquiéter du rouissage à l'eau courante, et que les germes des maladies observées à l'époque correspondante étaient plutôt dus aux émanations des eaux stagnantes.

En 1829, le Dr Marc émettait une opinion conforme. Vers la même époque, Robiquet, parlant au nom d'une commission de l'Académie de Médecine, constatait que le liquide chargé des principes résultant du rouissage du chanvre dans les routoirs à eau stagnante n'est pas réellement vénéneux, mais que cependant il est d'autant moins salubre qu'il contient une plus grande quantité des principes résultant de la putréfaction de la plante assujettie au rouissage. Toutefois l'auteur du rapport s'empressait d'ajouter que, puisque l'eau stagnante des routoirs n'est pas vénéneuse, *a fortiori*, les inconvénients doivent s'affaiblir lorsque la masse du liquide s'accroît pour un poids donné de la plante baignée, et qu'ils s'affaiblissent plus encore dans le rouissage à l'eau courante, où à chaque instant une nouvelle portion d'eau vient remplacer celle qui s'écoule.

Malgré cela, les avis restaient partagés et la question elle-même restait à l'étude. C'est alors que Parent-Duchâtelet résolut de l'élucider. Vous savez tous qu'il le fit avec une persévérance, avec un courage et un dévoûment que l'on ne peut trop admirer, lorsque, ainsi que je viens de le faire, on relit son important et beau mémoire publié dans le t. VII des *Annales d'hygiène publique et de médecine légale*.

Cet illustre académicien a constaté d'une façon complète, par des expériences faites sur des animaux, puis sur lui-même, sur sa femme et ses enfants, et encore sur d'autres personnes: 1° que l'eau dans laquelle on fait rouir le chanvre ne contracte pas de propriétés malfaisantes et capables de nuire à la santé de ceux qui s'en servent pour boisson; 2° que si cette eau peut faire périr les poissons, elle ne leur est pas plus nuisible que celle dans laquelle on laisse macérer les feuilles de peuplier ou de saule, ou bien du foin; 3° que le chanvre et ses préparations diverses sont sans action sur l'économie animale et en particulier sur l'économie humaine. Rappelons toutefois que les expériences ont été faites avec le *Cannabis sativa* qui, évidemment, ne possède rien des propriétés enivrantes si curieuses du *Cannabis-indica*; 4° et enfin que l'air chargé des émanations du chanvre assujetti au rouissage, malgré l'odeur repoussante de ces émanations, est absolument sans influence sur la santé.

En raison de l'importance de cette dernière conclusion, permettez-moi de vous citer textuellement le passage du mémoire de l'auteur qui a trait à cette constatation.

« Voilà donc, dit-il, huit personnes, un homme de qua-« rante ans, trois femmes de vingt-quatre à quarante ans, « une petite fille de huit ans, deux garçons de trois à « quatre ans, et un autre de quinze mois qui peuvent « s'exposer aux émanations du rouissage. Plusieurs d'entre « eux s'y exposent pendant trois, quatre et cinq nuits de « suite, je pourrais même ajouter pendant autant de « jours, car, comme la pièce destinée aux expériences « était mon laboratoire, je m'y suis installé pour y tra-« vailler pendant la journée. Je dois ajouter que l'air de « cette pièce ne se renouvelait pas, si ce n'est par le « tuyau d'un poële. »

Dans l'une de ses expériences, le courageux et zélé hygieniste avait accru l'infection de l'air en projetant le liquide putréfié sur des briques chaudes. « J'avoue, dit-il « encore, n'avoir rien senti de plus infect et de plus « pénétrant que la vapeur ainsi produite; il n'est pas de « routoir et de masse de chanvre mise à sécher, qui lui « soit comparable. Malgré cette accumulation de causes « en apparence nuisibles, ni moi, ni ma femme, ni nos « trois enfants, n'avons éprouvé la moindre altération « dans notre santé. »

En présence de ces faits observés, et si bien constatés par Parent-Duchâtelet, le doute n'est plus permis, et nos rigueurs, Messieurs, doivent s'adoucir, lorsque nous avons à émettre notre avis sur l'établissement des routoirs. Nous devons être d'autant plus tolérants que depuis la publication du mémoire dont je viens de vous citer quelques extraits, les savants ont eu de nouvelles occasions de manifester leur opinion, et, qu'en toute circonstance, ils ont attesté l'exactitude des conclusions précédemment formulées.

Un point seulement était resté obscur dans les expériences de Parent Duchâtelet : c'est la cause de mort à laquelle les poissons sont exposés quand ils se trouvent plongés dans l'eau des routoirs. M. Malagutti, M. Girardin, moi-même en 1861 (1), nous avons vu, chacun de

(1) Je crois utile de donner ici la copie d'une lettre que j'ai adressée à M. le maire de Ganzeville, le 29 septembre 1861, relativement à l'influence exercée par les routoirs sur la santé publique. Voici cette lettre :

Monsieur le Maire,

Je me suis livré à un examen attentif de l'eau puisée sous vos yeux à la sortie de l'un des réservoirs dans lesquels M. Dutot (de Tourville) fait rouir le lin. Vos administrés considèrent cette eau qui se déverse dans la rivière au bord de laquelle est situé l'établissement de cet industriel, et les routoirs eux-mêmes, comme nuisibles à la santé publique.

C'est pour être fixé sur la valeur de cette opinion populaire que vous m'avez fait l'honneur de me demander mon avis. Je m'empresse de vous le transmettre.

M. Dutot possède cinq routoirs, mais quatre d'entre eux seulement versent immédiatement et directement leur eau dans la rivière. Les dimensions moyennes de chacun de ces routoirs ont été établies ainsi par M. Lethuillier, garde champêtre et garde de la rivière: longueur, 9 mètres; largeur, 5 mètres; profondeur, 1 mètre 30; ils offrent donc chacun une capacité moyenne de 58 mètres 500 cubes.

Selon les déclarations de M. Dutot, on fait rouir dans chacun de ces routoirs une quantité de lin qui varie entre 2,500 et 3,000 kilogrammes. En supposant (ce qui n'est pas éloigné de la vérité) que le lin travaillé déplace son poids d'eau, il en résulte que chaque routoir peut contenir (toujours en moyenne) 56 mètres ou 56,000 litres d'eau. Lorsque l'on opère l'assèchement, cette quantité d'eau passe en deux heures dans la rivière.

Une détermination approximative m'a démontré que le volume

notre côté, que cette cause réside uniquement dans la disparition de l'oxygène gazeux et libre dont le liquide est normalement saturé, lorsqu'il n'est point chargé de matières organiques susceptibles de l'absorber. Or, cet effet d'absorption se produit dans toutes les infusions végétales que l'on abandonne à la fermentation spontanée, même au contact de l'air, et il se produit tant qu'il reste une trace de matière organique susceptible de subir l'érémacausie : c'est pour cela que dans les expériences de Parent, l'infusion de foin fut aussi léthifère pour le poisson que l'était

d'eau du courant qui passe sous le second pont situé au-dessous des routoirs peut-être fixé à 105 mètres cubes par minute, ou 12,600 mètres cubes en deux heures, soit pour ce dernier laps de temps 12,600,000 litres.

De ces divers renseignements, il résulte donc que lorsque l'on vide l'eau des routoirs, et cela n'arrive que deux fois au plus chaque semaine, les 12,600 mètres cubes d'eau qui coulent normalement dans la rivière, devant les routoirs, pendant la durée de cette opération, reçoivent seulement 56 mètres cubes d'eau emportant les principes solubles et putrescibles ou putréfiés du lin. Dès lors, sur un mètre cube ou 100 litres du mélange, on doit trouver :

Eau normale de la rivière. . .	995 litres 575	1,000 litres.
Eau du routoir	4 425	

Mais un litre d'eau de la rivière pèse 1,000 grammes 284, et un litre de l'eau du routoir que j'ai examinée pesait 1,000 grammes 610. Il résulte donc de ceci qu'un litre du mélange contient en poids :

Eau normale de la rivière.. . .	995 grammes 858
Eau du routoir	4 428
Poids d'un litre du mélange . .	1,000 grammes 286

Ainsi, une fois ou deux au plus chaque semaine, et pendant deux heures chaque fois, l'eau de la rivière, à son passage dans l'établissement de M. Dutot, peut se trouver souillée de quatre millièmes et demi de son poids ou de son volume de l'eau des routoirs. Cette proportion est, assurément, peu considérable ; elle s'affaiblit nécessairement durant le parcours jusqu'au confluent, par suite du mélange du liquide vicié avec les eaux normales antérieurement écoulées ou s'écoulant postérieurement.

Examinons maintenant si ce mélange est susceptible d'exercer l'eau des routoirs. On le conçoit, la disparition de l'air vital amène naturellement la mort des animaux qui ne le trouvent plus à l'état libre, et en quantité suffisante dans le milieu où ils vivent: ils succombent à l'asphyxie et non à l'empoisonnement.

Dans d'autres circonstances, en 1865, j'ai eu l'occasion de renouveler mon observation, mais alors j'ai pu consta-

une influence sensible sur la santé des hommes et des animaux qui le consomment.

L'eau du routoir est colorée en jaune; elle exhale une odeur désagréable; elle est très manifestement acide au papier de tournesol ; elle laisse par chaque kilogramme un résidu non acide dont le poids peut être fixé en moyenne à 1 gramme 851. Ce résidu contient des matières organiques en assez forte proportion ; une trace d'albumine, une trace très sensible d'oxyde ferreux, un sel de chaux qui se précipite en combinaison avec la matière organique sous l'influence de l'ammoniaque ; une trace d'un sel ammoniacal ; une très faible proportion de chlorures alcalins et des traces peu sensibles de sulfates *mélangés de sulfures*. L'air que l'eau renferme en dissolution ne contient pas d'oxygène ou n'en contient que fort peu. *Le résidu ne possède pas de qualités vénéneuses appréciables*.

L'eau des routoirs, chez M. Dutot, comme ailleurs, peut sans doute déterminer la mort du poisson que l'on y plonge, mais cette fâcheuse qualité paraît uniquement due à l'absence de l'air respirable parmi les produits qu'elle tient en dissolution, et, lorsqu'on la mélange, en faible proportion, avec une eau fortement oxygénée, telle que l'eau des sources, des ruisseaux ou des rivières, elle n'agit jamais comme toxique sur les animaux qui vivent dans ces eaux. Or, nous venons de le voir, lorsque chez M. Dutot, le mélange des eaux infectes avec l'eau de la rivière s'opère, le mélange ne contient que 4 millièmes 1/2 au plus de l'eau infecte du routoir. Dans ces conditions, la proportion des gaz atmosphériques contenus normalement dans la rivière ne se trouve pas sensiblement modifiée, et l'on conçoit très bien que, sous ce rapport, le mélange ne puisse présenter des qualités nuisibles.

Quant aux matières fixes, leur proportion s'étant trouvée de 1 gramme 851 par kilogramme dans l'eau du routoir que j'ai examinée, l'on voit de suite que la quantité qui peut se trouver dans un litre de mélange (en sus de celle existant déjà dans l'eau de la ter que l'extrait restant après l'évaporation au bain-marie de l'eau des routoirs est douée d'une innocuité absolue, même à la dose de cinq grammes par litre, lorsqu'on le délaye dans de l'eau bien aérée, conservée à la cave et à l'abri de lumière directe du soleil. Je suis donc arrivé ainsi, à confirmer encore une fois, après d'autres observateurs, les faits attestés par Parent-Duchâtelet.

rivière) n'est que de 0 gramme 0,082, proportion assurément bien faible et que l'expérience m'a présentée comme n'exerçant pas d'action réductive sur les sels d'or à la température de l'ébullition. Ce n'est que par l'influence d'une insolation prolongée que cette action peut se faire sentir.

De tout ceci il résulte que l'introduction de l'eau des routoirs de M. Dutot dans la rivière de Ganzeville, et dans les proportions où elle s'effectue, ne peut exercer aucune influence fâcheuse sur l'hygiène et la santé des populations où des animaux qui peuvent se trouver à même de consommer le mélange accidentel qui en résulte une fois ou deux chaque semaine et pendant deux heures chaque fois.

Maintenant, M. le maire, il me reste encore à déterminer l'influence des exhalaisons des routoirs sur la santé publique. Assurément, l'odeur dégagée par ces foyers de fermentation est loin d'être agréable à l'odorat, mais tout ce qui est désagréable à l'organe olfactif n'est pas nécessairement insalubre et rien de ce qui se passe chez M. Dutot, ni dans toutes les localités du département du Nord et de la Belgique, où l'on pratique dans des conditions semblables le rouissage du lin et du chanvre, n'autorise à attribuer des qualités dangereuses à ces sortes d'émanations. Il y a plus : l'état général de la santé des nombreux ouvriers de M. Dutot, qui se trouvent plus spécialement soumis à leur influence, démontre qu'ils ne sont assujettis à aucune cause de maladie locale et spéciale.

En conséquence, et pour me résumer, je dirai en terminant : C'est à tort, M. le Maire, que vos administrés ont attribué aux routoirs de M. Dutot une action préjudiciable à leur santé, et c'est avec moins de raison encore qu'ils ont supposé que l'eau de la rivière mélangée de quelques millièmes d'eau ayant servi à rouir le lin était capable de réagir d'une manière fâcheuse sur eux ou sur leurs animaux. L'expérience du passé, qui atteste l'innocuité des influences exceptionnelles auxquelles les populations riveraines de

Déjà M. Girardin, dans son rapport sur la composition et l'usage industriel des eaux de la Lys, avait constaté que pendant le mois d'août, au moment où le rouissage était en pleine vigueur, l'eau de la Lys puisée aux endroits où elle devait être le plus profondément altérée, était fort trouble douée d'une d'une couleur jaune ambrée et d'une odeur fétide ; elle ne contenait cependant, *au maximum*, par litre que 0 gr. 356 de résidu fixe dans lequel la matière organique n'entrait, aussi *au maximum*, que pour 0 gr. 058. Le liquide renfermait 44c 91 de gaz dissous, sur lesquels l'on comptait 34c 61 d'acide carbonique. L'azote et l'oxygène formant le complément se trouvaient exister eux-mêmes dans le rapport suivant :

Azote. .	10c 05	ou en centièmes	97c 6
Oxygène	0 25	—	2 4
	10 30		100 0

Ici, l'influence du rouissage est manifeste, et l'intensité de l'absorption de l'oxygène est facile à mesurer. L'air contenu dans les eaux courantes renferme habituellement 32 p. 100 d'oxygène, et son volume pour 1 litre de liquide est rarement inférieur à 18 ou 20 centimètres

ces cours d'eau peuvent se trouver soumises, doit donc les rassurer complètement pour l'avenir.

Agréez, Monsieur le Maire, etc.

Signé : Eugène MARCHAND.

Voici ce qui avait donné lieu aux plaintes dont cette lettre constate l'existence. Un jour, les riverains de la rivière de Ganzeville avaient été fort étonnés de voir nager à la surface des eaux, un grand nombre de truites mortes ou très manifestement malades ; et, comme l'établissement de M. Dutot avait repris depuis peu sa complète activité, ils n'hésitèrent pas à attribuer cette destruction extraordinaire à l'eau brune échappée des routoirs. Mes analyses et mes expériences me démontrèrent bien vite que cette opinion n'était pas fondée ; mais, en continuant mes investigations, j'appris bientôt que le jour de l'accident, les employés d'un établissement de blanchiment de toile, situé à peu de distance au-dessus cubes, sur lesquels on en trouve 6 à 7 de gaz comburant.

A la suite de ses analyses, M. Girardin dut répondre à cette question qui lui fut posée : Les eaux de la Lys peuvent-elles être employées aux usages domestiques, au lavage des rues, même pendant l'été?

Eh bien, Messieurs, après avoir rappelé les faits mis en lumière par ses recherches, le savant professeur n'hésita pas à répondre de cette façon :

« Si, dans ces conditions, les eaux de la Lys sont peu « propres à entretenir la vie des poissons et à servir de « boisson à l'homme, à cause de l'absence de l'oxygène « dans l'air dissous, et peut-être aussi à cause des ma- « tières organiques qui s'y trouvent, elles peuvent par- « faitement bien être utilisées à tous les usages domes- « tiques et industriels, au lavage des rues. Ce qui le « prouve, d'ailleurs, c'est qu'à Comines, et dans toutes « les agglomérations placées sur les rives de cette rivière, « *on emploie ces eaux de toutes les manières, sans aucun* « *dommage pour la santé publique.*

« C'est là un fait dont j'ai été témoin... Je puis attester « l'innocuité des eaux de la Lys pendant l'été, et cela *de* « *visu* (1). Entre autres faits que je crois devoir signaler,

des routoirs de M. Dutot, avaient, par mégarde et contrairement à leurs habitudes, jeté dans la rivière 1 hectolitre environ de solution, en partie épuisée, de chlorure de chaux. J'avais déjà eu connaissance d'un empoisonnement des truites dans la rivière de Sainte-Gertrude, à Caudebec, opéré dans les mêmes conditions, et il devint bien évident pour moi que l'opinion publique s'était trompée dans l'appréciation des causes de l'accident dont elle venait d'être le témoin; et, en effet, la communication officielle de la lettre précédente, faite par M. le maire de Gauzeville à ses administrés, fut suffisante pour ramener dans leur esprit la tranquillité et la sécurité. Depuis lors ils n'ont jamais renouvelé leurs plaintes ni témoigné la moindre inquiétude.

(1) Rapport inséré dans le vol. IX de la 2e série des Mém. de la Société imp. des Sciences, de l'Agriculture et des Arts utiles de Lille, année 1861.

« c'est celui de la fabrication de la bière avec l'eau de la « Lys, à Comines et à Menin, à toutes les époques de « l'année. » (1)

Plus loin, et comme pour donner plus de force à son affirmation précédente, M. Girardin ajoute encore :

« Je puis donc certifier, tant par mes analyses et mes « études des eaux de la Lys, que par le témoignage des « habitudes suivies par toutes les populations riveraines, « que même pendant l'été, à l'époque du rouissage, les « eaux en question peuvent servir, *et servent en effet à « tous les usages domestiques*, sans qu'il en résulte aucun « inconvénient pour la santé publique. »

Rapprochons de cette opinion, émise par un homme dont vous connaissez tous, Messieurs, l'honorabilité, la science profonde et la haute valeur comme observateur, les opinions recueillies à son tour par M. Mâreau dans l'enquête qu'il a entreprise pour s'éclairer sur les effets que peut produire le rouissage dans les communes où il est le plus mis en pratique.

On lui a généralement répondu qu'on ne s'apercevait pas qu'il y eût plus de malades à l'époque du rouissage que dans les autres temps de l'année. Cet auteur va plus loin : il fait connaître les réponses à cette question, trois fois posée, dans une enquête opérée en Belgique :

Le rouissage du lin est-il insalubre?

Or, voici ces réponses :

1re : Non. Quand on rouit dans les fossés, il y a mauvaise odeur.

2e : Il exhale une mauvaise odeur, mais je ne vois ni

(1) Depuis la rédaction de cette note, j'ai appris qu'à Bousbecque (Nord), deux machines à vapeur de la force de soixante-dix chevaux chacune prennent les eaux de la Lys, *au milieu des établissements de Rouissage*, pour les envoyer à Roubaix et à Tourcoing, où elles sont utilisées pour les besoins généraux de la population. N'est-ce pas une nouvelle preuve de l'innocuité de ces eaux?

hommes, ni bestiaux malades. On fait boire aux bestiaux l'eau où l'on a roui le lin.

3e : Non, il est anti-putride, il a préservé du choléra. Le poisson seul en souffre.

Nous voyons, Messieurs, dans cette dernière réponse, apparaître un fait nouveau : les émanations du rouissage sont anti-putrides ; elles ont préservé du choléra ! Cette seule affirmation serait peut-être sans grande importance, par cela même qu'elle se produit pour la première fois, et sans preuves à l'appui ; mais je la retrouve exprimée dans le passage suivant, d'une lettre adressée à M. Mâreau par le Dr Biré, médecin à Vix (Vendée) :

« Lorsqu'en ma qualité de médecin, je suis venu fixer « mon domicile à Vix, je croyais que les émanations in- « fectes provenant du rouissage du lin et du chanvre « avaient une influence des plus délétères sur la santé « des hommes, et que c'était là la cause principale des « fièvres intermittentes qu'on remarque dans nos con- « trées. Un examen attentif des faits depuis dix-huit an- « nées m'a démontré que j'étais dans l'erreur : les com- « munes de Doix, Vix, Maillé, du Gui-de-Velluire, sont « certainement celles où se récoltent le plus de lin et de « chanvre. Eh bien, mon expérience m'a démontré que « les fièvres intermittentes étaient peut-être moins fré- « quentes et assurément moins ténaces que dans les por- « tions de marais, plus rapprochées de la mer, où l'on ne « cultive pas le lin. L'année dernière (1849), à pareille « époque, le choléra a sévi d'une manière bien cruelle à « Vix ; sur 3,000 habitants, et dans l'espace d'un mois, « 100 personnes ont succombé. Je m'attendais, *à priori*, « que la portion de la population qui habite sur le bord « des fossés où s'opérait alors le rouissage du lin et du « chanvre, et qui boit l'eau en rapport direct avec ces « foyers d'infection, compterait le plus de victimes ; il

« n'en a rien été : la maladie les a épargnés en plus grande « partie et a trompé dans cette circonstance encore toutes « les prévisions du praticien. »

Vous le voyez, Messieurs, les routoirs envisagés dans leurs rapports avec l'hygiène, nous apparaissent sous un aspect nouveau, et si j'insiste pour vous faire remarquer que leurs émanations sont impuissantes, selon le Dr Biré, à provoquer le développement des fièvres intermittentes, c'est pour vous dire que ce praticien est en accord parfait avec les conclusions formulées plus tard par Parent-Duchâtelet :

« Ma femme et moi, dit celui-ci, nous avons souvent « eu, dans notre jeunesse, des fièvres intermittentes ; « nous ne sommes donc pas à l'abri de ces maladies. Ce« pendant les émanations du chanvre (assujetti au rouis« sage) ne les ont pas rappelées chez nous ; bien plus, « elles ne les ont pas rappelées chez un enfant frêle et « débile, qui n'en était délivré que depuis deux mois, « après en avoir été tourmenté toute une saison. Elles « n'aggravèrent pas l'état de l'ouvrière, dont la santé était « des plus mauvaises ; elles ne nuisirent pas à sa petite « fille, remarquable par sa délicate et frêle santé ; elles ne « firent pas plus de mal à mon dernier fils, qui, lorsque je « l'emmenai avec moi, était sous l'influence d'un catharre « aigu des plus intenses, avec fièvre et toux continuelles. »

Ce fait est d'une si haute importance que, dans notre département où les épidémies paludéennes ne s'observent que trop souvent, il ne faut pas le perdre de vue. Il fait voir que si l'hydrogène proto-carboné, le gaz des marais, peut être le véhicule du miasme paludique, il n'est pas l'agent générateur des accidents que ce miasme détermine. Cela est vrai, car les hydrogènes carbonés se retrouvent toujours à un certain moment de la fermentation du lin, parmi les gaz qui s'échappent des eaux dans lesquelles s'opère le rouissage.

La puissance anti-septique des émanations infectes des routoirs n'a rien, à son tour, qui puisse nous étonner.

En effet, et sans nous arrêter ici à ces opinions singulières, disons mieux: si invraisemblables, et pourtant en partie confirmées aujourd'hui, mais dans tous les cas si remarquables, exposées dans leurs ouvrages par les médecins du XVIe et du XVIIe siècle (1), dans le but d'affirmer qu'un air infecté par des émanations puantes, voire même par des émanations exhalées par les corps en putréfaction, pouvait être chargé d'agents actifs, capables de détruire les miasmes générateurs des maladies épidémiques, particulièrement ceux qui occasionnent le développement de la peste, n'avons-nous pas vu, depuis 1832, durant nos diverses périodes cholériques, les équarrisseurs et les vidangeurs jouir d'une certaine immunité! N'avons-nous pas vu encore cette immunité s'étendre d'une façon bien appréciable chez les tanneurs qui, eux aussi, vivent au milieu d'amas d'eau remplis tout à la fois de matières organiques, végétales et animales, qui répandent une odeur souvent infecte. Enfin, ne sommes-nous pas les premiers à tolérer au milieu des agglomérations urbaines, les ateliers dans lesquels ces derniers ouvriers réalisent les opérations de leur industrie, parce que nous savons qu'il n'en résulte d'autre dommage pour leur voisinage que l'ennui de la respiration d'effluves désagréables.

A mon tour, Messieurs, je puis affirmer aussi que les

(1) Alexander Benedictus. Lib. *de Febre pestilentiali*, c. VI, fol. 25, Paris, 1528.

Arnault Pasquet. Les sept dialogues de *Pictorius*, traictant la manière de contregarder la santé, p. 17. Paris, 1557.

Palmarius. *De Febre pestil.* Liv. I, c. 15, p. 346. Paris, 1578.

Quercetanus. La peste recognue et combattue. L. I, c. 6, p. 149. Paris, 1608.

Ambroise Paré. OEuvres. Liv. XXIV. De la peste, c. 7, tom. III, p. 366. (Edit. Malgaigne.)

émanations infectes qui se dégagent pendant le rouissage du lin, ne sont pas préjudiciables à la santé, car j'ai pu voir plus d'une fois, pendant la grande activité du travail, en août et en septembre, les nombreux ouvriers employés dans les ateliers de M. Dutot, à Ganzeville, et de M. Beuzebosc, à Fécamp, présenter les apparences les mieux caractérisées d'une santé parfaite.

En présence de ces faits, ma conclusion est facile : je dis et j'affirme comme on l'a fait dans l'enquête belge, que le rouissage du lin n'est point insalubre : il donne lieu seulement à un dégagement de vapeurs et de gaz doués d'une odeur qui peut bien être, qui est même parfois très désagréable, mais qui s'atténue toujours lorsque l'opération est réalisée dans l'eau courante.

Dans une pareille situation, les routoirs doivent-ils être maintenus dans la première classe des établissements insalubres? Pour ma part, je ne le pense pas ! Il me paraît, en effet, bien certain que les mauvaises odeurs, ***non dangereuses à respirer***, qui se dégagent pendant le rouissage des plantes textiles, ne sont pas plus désagréables à supporter que celles qui s'échappent d'un grand nombre d'établissements classés dans la seconde catégorie. C'est pourquoi il me semble équitable de faire descendre les routoirs à côté de ceux-ci, c'est-à-dire dans une situation moins préjudiciable aux intérêts des industriels.

Cela sera d'autant plus juste que l'altération des eaux signalée par le décret du 31 décembre 1866 comme un motif au maintien des routoirs dans la première classe, ne sert plus qu'à faire inscrire les ateliers des teinturiers dans la troisième. Bien certainement, il ne viendra à la pensée de personne de considérer les produits colorés, rejetés hors de ces ateliers dans le lit des rivières, comme moins préjudiciables à la constitution et à la bonne qualité des eaux, que le sont ceux résultant du rouissage ; et personne, non plus, n'oserait conseiller d'utiliser, pour satisfaire aux besoins de la population, comme cela se fait pour les eaux de la Lys, les eaux souillées par les agents si variés, et parfois si actifs, dont les teinturiers se débarrassent quand ils soumettent les tissus au rinçage.

Ne l'oublions pas, Messieurs, mais ma recommandation est inutile, car parmi nous on ne l'oublie jamais, les intérêts de l'industrie doivent toujours, aujourd'hui, se concilier avec ceux de la population, et, lorsque l'on se trouve en présence d'une situation qui peut offrir quelques désagréments sans jamais présenter de dangers, la cause de l'industrie qui est la force vive et l'une des sources fécondes de la fortune publique de notre pays, — la cause de l'industrie doit être protégée dans les limites les plus extrêmes du possible ; mais lorsque cette cause se lie intimement avec celle de l'agriculture, comme cela arrive dans les ateliers où l'on apprête le lin et le chanvre pour les transformer en filasse, la protection doit être encore plus efficace.

En conséquence, Messieurs, j'ai l'honneur de vous prier d'émettre avec moi le vœu que les routoirs à l'eau courante soient descendus dans la seconde classe des établissements assujettis à notre étude ; et, quoique désintéressé dans la question, je serais heureux, si vous pensiez avec moi, qu'à l'avenir lorsque nous nous trouverons en présence d'une demande d'autorisation à l'effet d'établir des ateliers pareils à ceux dont je vous entretiens, nous devrons nous borner à prescrire le rouissage à l'eau courante dans des fosses mises en communication avec la rivière par leurs parties supérieure et inférieure, sans exiger que ces fosses soient rendues étanches par l'emploi du pavage, du ciment ou du béton. Une exigence de cette nature serait sans nécessité comme sans justification.

Il nous suffira de prendre des mesures pour que l'écoulement du liquide coloré et infect dans la rivière, s'accomplisse avec lenteur et régularité. Je veux dire avec une lenteur compatible avec la marche normale des opérations. Par ce moyen, nous préviendrons l'action trop brusque sur les poissons, qui pourraient en subir l'effet meurtrier, des eaux saturées de gaz désoxygénés, si ces eaux étaient déversées en masses un peu volumineuses. Il est indispensable, en effet, que le déversement s'accomplisse par une rigole à section un peu étroite, afin que le mélange du liquide coloré avec l'eau limpide s'accomplisse facilement et avec rapidité : c'est là notre sauvegarde contre le dépeuplement possible de nos rivières.

Il nous suffira enfin de proscrire le rouissage à l'eau stagnante, à cause de l'odeur infecte qu'il répand toujours, et parce qu'il n'y a plus de raisons, dans notre département, d'y avoir recours. Nous devrons aussi proscrire le rouissage dans le lit même de nos rivières, parce qu'il pourrait devenir préjudiciable à la conservation du poisson, et aussi parce que la configuration de nos vallées permet de creuser partout dans le sol de nos prairies, les fosses à routoir, parallèlement au lit des courants. Cela se peut d'autant mieux que le rouissage donne ses meilleurs produits lorsqu'il s'opère dans une eau dont le renouvellement s'accomplit avec une grande lenteur. D'ailleurs, lorsque l'on veut opérer dans le cours d'eau lui-même, l'on est obligé de combattre la rapidité de son écoulement par des dispositions spéciales qui ramènent les ballons soumis au travail, aux conditions normales d'un rouissage opéré dans les conditions que je vous demande d'imposer à l'avenir.

Fécamp, 12 juillet 1869.

Rouen. — Imp. de H. Boissel.

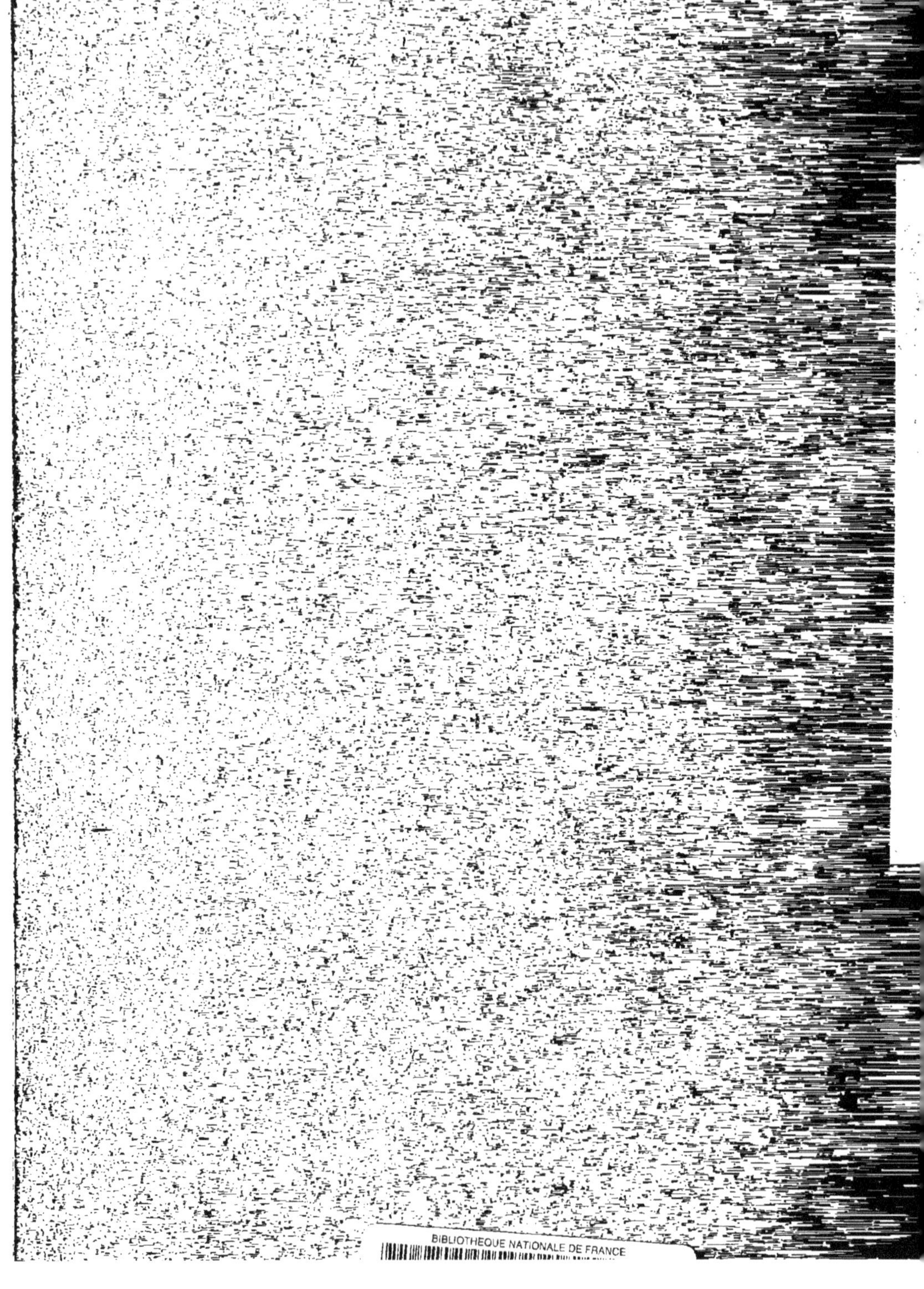

www.ingramcontent.com/pod-product-compliance
Ingram Content Group UK Ltd.
Pitfield, Milton Keynes, MK11 3LW, UK
UKHW012309240726
13966UKWH00004B/1746

9 782011 906991